AF585942

MÉMOIRE

SUR

LES INDIGESTIONS.

MÉMOIRE
SUR
LES INDIGESTIONS,

Qui commencent à être plus fréquentes, pour la plupart des Hommes, à l'âge de quarante ou quarante-cinq ans.

Lu à la Société Royale de Médecine, le 26 Octobre 1784.

Par M. DAUBENTON.

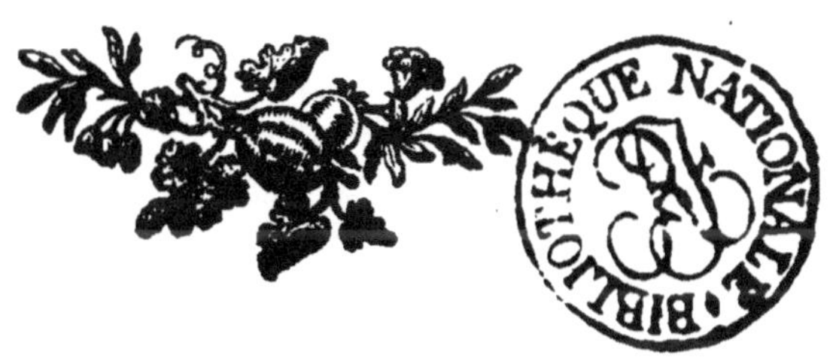

A PARIS,

Chez PH.-D. PIERRES, Imprimeur Ordinaire du Roi, rue Saint-Jacques.
DEBURE l'aîné, DIDOT le jeune, GOGUÉ & NÉE DE LA ROCHELLE, Quai des Augustins.

M. DCC. LXXXV.

MÉMOIRE

SUR

LES INDIGESTIONS,

Qui commencent à être plus fréquentes, pour la plupart des Hommes, à l'âge de quarante ou quarante-cinq ans.

Lu à la Société Royale de Médecine, le 26 Octobre 1784, en préſence de M. le Comte D'OELS.

DANS la diſtribution que l'on a faite de la vie humaine, en différens âges, on a fixé le commencement de la vieilleſſe à la quarantieme ou quarante-cinquieme année, immédiatement après l'âge viril. Les anciens Phyſiologiſtes ont donné à cette premiere vieilleſſe la dé-nomination de *ſenium crudum*, *verte vieil-leſſe*, pour la diſtinguer de la vraie vieilleſſe qui commence à l'âge de ſoixante ou ſoixante-cinq ans. Malgré cette diſtinction, on ne peut pas dire dans notre langue qu'un homme de quarante-cinq ans ſoit un vieillard. Cependant c'eſt à cet âge que le corps humain commence à donner des ſignes de dépériſſement; alors l'âge viril eſt paſſé; on commence à perdre de ſes forces; on entre dans l'âge qu'il m'a paru plus convenable d'appeller *âge de retour*, que vieilleſſe; parce que l'on n'eſt pas encore aſſez affoibli pour être mis au rang des vieillards.

Le corps humain a ſes périodes d'accroiſſement, de pleine vigueur & de dépériſſement. L'exercice de toutes ſes fonctions ſans aucune exception, dépend non-ſeulement de la ſanté du jour, mais auſſi de ſes périodes relatives aux différens âges de la vie. La digeſtion ſuit cette loi générale; ſes agens ſont foibles dans l'enfance, mais ils se fortifient de jour en jour ; ils acquièrent toutes leurs forces dans la jeunesse ; elles subsistent dans l'âge viril ; elles commencent à diminuer dans l'âge de retour ; elles s'affoiblissent beaucoup dans la vieillesse, & s'éteignent presque entierement dans la décrépitude. Si l'on considère les autres fonctions du corps, on y verra les mêmes variations. On les trouvera dans la force des muscles, dans les organes de la génération, de l'ouïe, de la vue, &c. Les termes de ces périodes ne sont pas les mêmes pour toutes les fonctions du corps ; celles qui ont rapport à la génération sont les premieres qui s'affoiblissent. La grande force des muscles est beaucoup plus durable ; les organes de la vue baissent avant ceux de l'ouïe, &c. Chacune de ces époques varie encore dans les différens individus, parce qu'elles dépendent de la constitution du corps.

Dans l'âge de retour, l'estomac demande des soins & des précautions. Les gens qui ſont ſujets aux Indigeſtions en ont alors de plus fréquentes & de plus fortes ; ceux qui n'en ont preſque jamais éprouvé, ſi ce n'eſt dans des cas extraordinaires, commencent à en avoir pour des cauſes légères.

Les Indigeſtions les plus fréquentes ne ſont pas celles que l'on connoît le mieux, à peine leur donne-t-on le nom d'Indigeſtion, parce qu'elles n'ont point de ſymptômes graves, & qu'elles ne ſont pas ſuivies de vomiſſement & de dévoiement ; mais elles ne ſont pas moins réelles, ni moins dangereuſes par leurs ſuites. Il eſt important de les connoître, pour prévenir les maladies dont elles ſont le germe, & pour ſortir de l'état de langueur dont elles ſont la cauſe.

La plûpart des gens qui mènent une vie ſédentaire, ſans être obligés de s'exercer à un travail pénible, ſe plaignent de leur eſtomac ; ils y ſentent le poids des alimens après le repas ; cette ſituation eſt accompagnée d'une ſorte de torpeur qui appéſantit le corps & qui obſcurcit l'ame. Cet état incommode change peu-à-peu ; les mouvemens du corps ſe raniment & communiquent à l'eſtomac aſſez de force pour ſurmonter l'obſtacle qui lui réſiſtoit ; les progrès de ſon action ſe manifeſtent au dehors par la quantité d'air qu'il fait remonter dans la bouche, & qui s'en échappe avec bruit.

Quoique cet air n'ait le plus ſouvent ni goût ni odeur ſenſible, cependant ce n'eſt pas de l'air ſemblable à celui de l'atmoſphère : les Chymiſtes préſument que c'eſt un mêlange d'air fixe ou méphitique, d'air inflammable & d'air atmoſphérique. Quoi qu'il en ſoit, pour éviter toute mépriſe ſur la dénomination de ce mêlange par rapport à ſes qualités, je le nommerai *air de l'Indigeſtion.* L'effort que fait l'eſtomac pour l'expulſer eſt ſouvent marqué par une ſenſation douloureuſe, qui ceſſe à l'inſtant où il en eſt ſorti ; lorſqu'il eſt épuiſé, l'Indigeſtion finit, & l'eſtomac rentre dans ſon état naturel.

Mais ſi l'eſtomac ne peut ſe délivrer de l'air qui l'opprime, l'Indigeſtion eſt plus forte & plus longue ; ſi elle dure juſqu'au temps où le corps eſt tranquille & étendu dans le lit, l'air a moins de facilité pour s'échapper de l'eſtomac, ſa quantité augmente au point qu'il agit non-ſeulement ſur ce viſcère, mais auſſi ſur d'autres parties du corps, par la communication des nerfs. Il cauſe de la peſanteur, ou des vertiges dans la tête, de l'oppreſſion & de la chaleur dans la poitrine, des palpitations de cœur, des tremblemens dans les genoux, du froid dans les jambes, une ſueur dans tout le corps, & pour tout dire en un mot, un état ſi violent que l'on eſt obligé de changer de ſituation & même de quitter le lit. Ces mouvemens font ſortir de l'air de l'eſtomac & procurent du ſoulagement. Lorſque la quantité d'air eſt diminuée, le viſcère ſe trouve en liberté d'agir par lui-même, l'air s'écoule peu-à-peu, & l'Indigeſtion ceſſe.

Si elle n'a pas été aſſez forte pour empêcher le ſommeil, ou pour l'interrompre, elle l'agite par des ſonges pénibles qui repréſentent des images effrayantes, des circonſtances périlleuſes, où l'on ſe ſent hors d'état de fuir ou de ſe défendre, & où l'on ne rend que des ſons rauques & mal articulés, lorſque l'on veut jetter des cris & demander du ſecours.

L'Indigeſtion ſe manifeſte, après le ſommeil, par une ſenſation de chaleur dans la poitrine & dans l'eſtomac, par le défaut d'appétit, par un état de langueur du corps, & de triſteſſe de l'ame, qui s'affecte de crainte & de terreur, & qui s'irrite aiſément. Lorſque l'on a quitté le lit, & que les divers mouvemens du corps ont fait ſortir de l'air de l'eſtomac & ont changé ſon état, l'Indigeſtion finit, & l'ame reprend ſon aſſiette ordinaire.

Cette incommodité ſi fréquente peut avoir des ſuites très-dangereuſes ; la plupart des hommes ſont intéreſſés à s'occuper des moyens de la guérir & de la prévenir. L'ayant très-ſouvent éprouvée, je me ſuis appliqué à en rechercher les cauſes & les remedes. J'ai traité ce ſujet important dans un Ouvrage, que je me propoſe de publier après l'avoir ſoumis à l'examen de la Société Royale de Médecine pour en avoir l'approbation. Je ne rapporterai ici que quelques-uns des principaux articles de cet Ouvrage.

Pour trouver le meilleur moyen de prévenir les Indigeſtions auxquelles on eſt expoſé dans l'âge de retour, j'ai recherché quelle étoit la nourriture la plus convenable à l'homme, pour ſavoir ſi le choix des alimens pouvoit ſuffire, ſans les ſecours dont l'eſtomac a beſoin lorſqu'il commence à s'affoiblir par l'âge.

Dans un corps ſain la ſubſtance des animaux & celle des végétaux font également un bon chyle. Pour s'en convaincre, il ſuffit de conſidérer, dans les différentes claſſes d'animaux, ceux qui vivent de chair & ceux qui ne ſe nourriſſent que du produit des plantes; on y voit très-clairement que ces deux ſubſtances quoique très-différentes à nos yeux, produiſent dans les uns & dans les autres à-peu-près le même ſang & la même chair. En comparant des eſpèces priſes de part & d'autre, on y reconnoîtra les mêmes organes & preſque les mêmes viſcères. Il y a des animaux qui ſe nourriſſent également de chair & de végétaux; je crois qu'il n'y en a aucun qui ne pût vivre de ces deux ſortes d'alimens ſi la néceſſité l'y contraignoit, ou ſi on les préparoit, & ſi on les défiguroit afin de les rendre plus appétiſſants & plus faciles pour la déglutition: ces animaux en viendroient à les prendre par goût, s'ils y étoient accoutumés. Cependant il paroît que les végétaux ſont la nourriture la plus naturelle des animaux, & en effet c'eſt celle du plus grand nombre. Le Rhinocéros & l'Éléphant, ces deux prodigieuſes maſſes de chair qui ſurpaſſent en grandeur tous les autres Quadrupèdes, n'ont d'autre aliment que la ſubſtance des végétaux. La Giraffe, l'Elan, le Taureau, &c. qui ſont plus grands qu'aucun des animaux carnivores, ne vivent pareillement que de végétaux.

Ces conſidérations me font croire que la chair des animaux n'eſt pas plus propre que la ſubſtance des végétaux, à être bien digérée, à faire de bon chyle, & par conſéquent à entretenir les forces du corps, à fournir à ſon accroiſſement ou à réparer ſes pertes. Nous en avons des preuves évidentes, qui nous environnent de toutes parts. Conſidérons parmi les gens de la Campagne, ceux qui ne peuvent ſe procurer que les choſes les plus néceſſaires à la vie; nous en verrons qui ne mangent que du pain avec des légumes mal aſſaiſonnés, & d'autres chofes de même nature. Si ces alimens ne leur manquent pas, s'ils ne font pas le prix d'un travail exceffif, fi ces hommes font affez bien vêtus & logés pour réfifter aux injures de l'air, ils jouiffent d'une bonne fanté; ils font de bonnes digeftions dont il réfulte un chyle bien conditionné, puifqu'il leur donne affez de force & d'activité pour fuffire à un travail pénible & prefque continuel. Voilà le produit des alimens tirés des végétaux; il n'y a certainement pas de meilleure nourriture, puifqu'elle donne des forces fuffifantes & qu'elle maintient la fanté.

Cependant la chair des animaux par fa nature a plus de rapport avec les diverfes fubftances de notre corps; elle paroît être un aliment plus fubftantiel & par conféquent plus puiffant que les végétaux : fi cela eft, elle doit donner encore plus de forces au corps & plus d'activité au fang, & rendre toutes les fécrétions plus abondantes, &c. Pour tous ces effets il faut que la chair des animaux faſſe un chyle plus actif que celui qui vient des végétaux.

Pour connoître l'effet du chyle qui vient de la chair des animaux, il faut conſidérer les gens qui ſe nourriſſent de viande & des ſucs que l'on en tire, & qui vivent dans l'abondance, ou au moins dans une aiſance qui ne leur laiſſe rien à déſirer pour ce qu'on appelle communément la bonne nourriture. Nous leur verrons plus d'embonpoint & par conſéquent le viſage plus frais; ils ſont plus nourris, mais ils le ſont trop; les humeurs de tout genre abondent dans toutes les parties du corps, l'énervent par leur quantité & abattent les forces au lieu de les maintenir. Dans cet état languiſſant, on ſe refuſe à prendre l'exercice qui ſeroit néceſſaire pour conſumer ces humeurs ſurabondantes, ou au moins pour entretenir leur cours; elles s'arrêtent au moindre obſtacle, elles ſe corrompent par leur ſtagnation, & bientôt le produit de la bonne nourriture eſt une diſpoſition à pluſieurs maladies.

On peut m'objecter que cette mauvaiſe diſpoſition du corps ne vient que de l'abus & de l'excès de la bonne nourriture, mais que cette nourriture étant bien proportionnée aux beſoins du corps, elle produira toujours un bon effet & même meilleur que celui des alimens tirés des végétaux.

A cela je réponds qu'en ſuppoſant la plus ſcrupuleuſe attention & les meſures les plus exactes, pour réduire la quantité de cette nourriture à de juſtes limites, on ſuppoſe des conditions contre nature, parce que la quantité de nourriture ainſi réduite ne feroit pas ſuffiſante pour ſatisfaire l'appétit : le corps feroit aſſez alimenté, tandis que l'eſtomac ne feroit pas aſſez leſté pour appaiſer la faim ; ce feroit un état violent que l'on feroit bientôt ceſſer en augmentant la quantité de la nourriture. Alors il faudroit d'autres précautions pour prévenir les mauvais effets du produit de cette nourriture, & ces mauvais effets feroient toujours plus certains que les précautions. La prétendue bonne nourriture en donnant trop de forces au corps, l'affoiblit réellement & en accélère le dépériffement; & fous les apparences d'une fanté floriffante, elle fera éclore le germe des maladies. D'où je conclus que les alimens tirés des végétaux, qui n'exigent ni foins ni précautions, font la nourriture la plus convenable à l'homme.

On m'objectera peut-être auffi l'exemple des animaux qui vivent de chair. Le Loup, le Tigre, la Panthère & les autres carnivores ne fe refufent rien fur la quantité de leurs alimens; ils les dévorent avidement jufqu'à fatiété: cependant il ne paroît pas qu'ils aient des humeurs furabondantes & nuifibles qui les énervent, car ils font très-robuftes & ils jouiffent d'une fanté parfaite.

Ce fait eſt vrai ; mais on n'en conclura rien contre mon opinion, ſi l'on fait attention que la nourriture de ces animaux eſt une proie, qu'ils n'atteignent pour l'ordinaire qu'avec beaucoup de peine & de fatigue & qui leur manque très-ſouvent. De longs jeûnes & un exercice violent ne manquent pas de conſumer les mauvais levains de l'eſtomac, & les humeurs ſuperflues : à ces deux conditions il n'y a point d'homme qui ne puiſſe ſe raſſaſier de viande ſans rien craindre pour ſa ſanté.

D'ailleurs l'exemple des animaux carnaciers n'eſt pas concluant pour déterminer la nature des alimens de l'homme, parce que ces animaux ont beaucoup moins de rapports avec l'homme par leur conformation que d'autres animaux qui ſe nourriſſent de végétaux. Je me ſuis aſſuré de ce fait d'anatomie comparée, en diſſéquant un très-grand nombre d'animaux de différentes eſpèces.

Les ſinges ſont ceux qui différent le moins de nous, par la conformation du corps, principalement par celle de la bouche, des dents, de la langue, de la gorge, de l'œſophage, de l'eſtomac & des inteſtins. Cette analogie que j'ai obſervée avec ſoin entre l'homme & les ſinges, doit ſe trouver dans les fonctions de la digeſtion comme dans la conformation du conduit alimentaire; par conſéquent il y a tout lieu de préſumer la même analogie pour la nature des alimens. Or les ſinges ſauvages qui vivent en liberté dans leur lieu natal, ne ſe nourriſſent que du produit des végétaux; il eſt donc très-vraiſemblable que l'homme dans l'état de pure nature, vivant en petite ſociété, dans un climat favorable, où la terre ne demanderoit que peu de culture pour produire des fruits, s'en nourriroit ſans chercher à faire ſa proie des animaux. Il ne s'eſt porté à manger de la chair que dans des circonſtances où il a été contraint par la néceſſité, ou ſéduit par la curioſité, & enſuite il a perſévéré par goût, comme il arrive pour les ſinges que l'on apprivoiſe, & que l'on élève dans l'état de domeſticité. La chair des animaux n'eſt donc pas l'aliment le plus convenable aux hommes, & l'excès en eſt plus à craindre que celui des végétaux, même pour les gens les plus robuſtes : quant à ceux qui ſont foibles & ſujets aux Indigeſtions, cet aliment exige de plus grandes précautions, parce qu'il eſt plus difficile à digérer.

Quoique la digeſtion des végétaux & des alimens que l'on en tire, ſoit moins difficile que celle de la chair des animaux, il n'en faut pas conclure que le régime végétal ſoit un bon moyen de prévenir les Indigeſtions dans l'âge de retour. En réduiſant l'eſtomac à une nourriture moins ſubſtantielle, dans un temps où il a déja perdu de ſes forces, on riſqueroit de l'affoiblir encore plus, ſans détruire la cauſe des Indigeſtions, qui vient de la liqueur des glandes de l'eſtomac. Lorſqu'il s'affoiblit, cette liqueur s'épaiſſit dans les glandes; elle y devient viſqueuſe au point d'y reſter en état de glaire, tandis qu'elle doit être fluide & couler continuellement dans l'eſtomac, pour opérer la digeſtion en ſe mêlant avec les alimens. Il faut donc employer un moyen qui communique des forces ſucceſſivement aux différentes parties de l'eſtomac, ſans l'irriter au point de reſſerrer toutes ſes parois comme les purgatifs, ou de le rendre convulſif, comme les vomitifs : il ſuffit que ce moyen donne du mouvement aux parties intérieures des parois de l'eſtomac & du reſſort à ſes glandes ſans les fermer, afin que les glaires qu'elles contiennent en puiſſent ſortir.

Par quel agent peut-on produire tous ces effets avec tant de juſteſſe & de préciſion ? C'eſt par l'Ipécacuanha en poudre, remede bien connu, mais qui n'eſt pas aſſez employé, ni aſſez réputé comme le meilleur pour les Indigeſtions dans l'âge de retour. Il doit être pris à très-petite doſe, pour qu'il ne cauſe aucun ſymptôme pénible de nauſée, mais ſeulement une légère ſenſation du mouvement vermiculaire de l'eſtomac, qui ſuffit pour en détacher les glaires : car ce remede ne les diſſout ni ne les fond, puiſqu'il les fait rendre dans leur état de viſcoſité.

On ne peut pas fixer la doſe où la poudre d'Ipécacuanha ne cauſe point de nauſées; il y a des gens qui en prennent juſqu'à deux grains ſans nauſée, & d'autres qui n'en peuvent pas prendre plus d'un tiers ou d'un quart de grain. Il faut commencer par la plus petite doſe, & l'augmenter peu-à-peu, s'il eſt néceſſaire, juſqu'au point où l'action du remede commence à être ſenſible. J'en ai éprouvé des effets qui ont ſurpaſſé mes eſpérances;

je l'ai conſeillé à beaucoup de gens pour qui il a eu le même ſuccès. Je me fais un devoir d'en inſtruire tous ceux qui ſont dans le cas de fortifier leur eſtomac pour prévenir les Indigeſtious dans l'âge de retour.

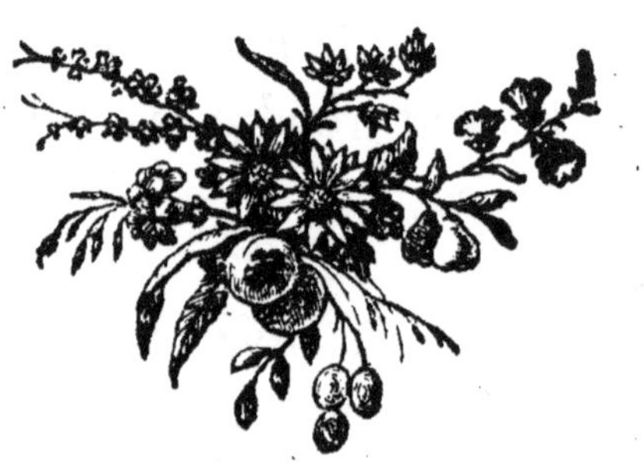

ADDITION.

Ce Mémoire ayant été lu dans une Assemblée de la Société Royale de Médecine, où il y avoit plusieurs autres Mémoires à lire dans la même séance, j'ai été obligé de l'abréger. D'ailleurs je ne m'étois pas proposé de donner des préceptes détaillés, pour l'usage de l'Ipécacuanha dans le cas où je le conseille; mon intention étoit seulement d'avertir les Médecins & le Public, que ce remede, quoique bien connu, n'étoit pas assez employé ni assez réputé comme le meilleur, pour les Indigestions qui arrivent fréquemment à grand nombre de gens, dans l'âge de retour.

Les annonces & les extraits que l'on a donnés de mon Mémoire dans les Journaux, m'attirent de toutes parts des lettres dans lesquelles on me demande ce Mémoire, & l'on me fait différentes questions. C'est ce qui m'engage à le faire imprimer, & à donner les éclaircissemens que les gens qui se croient dans le cas de faire usage de l'Ipécacuanha paroissent désirer.

Je ne conseille ce remede pour les Indigestions, que dans le cas où elles n'ont pas d'autres causes que l'affoiblissement de l'estomac, dans l'âge de retour. S'il y a du doute à ce sujet, il faut le faire lever par un Médecin.

L'Ipécacuanha dont il s'agit dans mon Mémoire, est le brun, ordinairement employé en Médecine.

Le temps le plus favorable pour le prendre est le matin à jeun, une heure ou deux avant de déjeuner : comme ce remede doit être en petite dose, si on le prenoit après avoir mangé ou avant le repas, il se mêleroit dans l'estomac avec les alimens & ne feroit que peu ou point d'effet sur ce viscère.

La meilleure maniere de prendre la poudre d'Ipécacuanha, que je conseille, eſt dans une cuillerée d'eau ou de vin qui le fait arriver dans l'eſtomac ſans mêlange. On peut l'envelopper dans de la pulpe de pomme cuite, ou des confitures; mais de cette façon il pourroit laiſſer de l'amertume dans la gorge. La maniere la plus facile & la moins déſagréable eſt de prendre des paſtilles qui contiennent chacune environ un ſixieme de grain de poudre d'Ipécacuanha avec du ſucre. On peut auſſi y faire entrer une plus forte doſe de cette poudre.

L'Ipécacuanha tel que je le propoſe, eſt bon pour les Indigeſtions, non-ſeulement dans l'âge de retour, mais auſſi à d'autres âges, en ſuppoſant toujours que les Indigeſtions n'aient pas d'autres cauſes que la foibleſſe de l'eſtomac.

On m'a demandé ſi je prétendois changer l'ordre de la nature, par le remede que je propoſois pour les Indigeſtions dans l'âge de retour; cette prétention ſeroit folle. Mais on ne prétend pas changer l'ordre de la nature en prenant des lunettes, lorſque les yeux ont beſoin de ſecours ; il en eſt de même par rapport à l'eſtomac : lorſqu'il s'affoiblit par l'âge, lorſque la ſécrétion qui ſe fait dans ſes glandes ſe ralentit & qu'il s'y forme des glaires, on ſecourt ce viſcère en le fortifiant par l'Ipécacuanha qui le débarraſſe des glaires ; on rétablit la ſécrétion de la liqueur digeſtive, & par ce moyen l'on prévient les Indigeſtions. Si ce n'eſt pas ſans retour, on répéte le remede ; on augmente la doſe s'il eſt néceſſaire, comme on prend des lunettes de plus en plus fortes, à meſure que l'état des yeux le demande. Ce n'eſt pas là changer le cours de la nature ; c'eſt la ſoutenir lorſqu'elle a beſoin d'aide.

Je dois faire obſerver à ceux qui étant d'un tempérament fort & bien conſtitué, jouiſſent d'une ſanté conſtante, que la complexion la plus parfaite n'eſt pas inaltérable ; que les abus & les excès peuvent leur être funeſtes à tout âge, & qu'ils ne ſont pas exempts de la loi commune du dépériſſement. Il eſt vrai que le terme en eſt plus reculé pour eux ; ſes progrès ſont plus lents & ſes effets plus tardifs : cependant ces mêmes perſonnes doivent être plus attentives que les autres aux moindres indices de l'altération de leur ſanté, parce qu'un petit dérangement qui fait une indiſpoſition pour un homme foible, n'eſt pas ſenſible pour un homme fort. Les forces du corps peuvent détruire le germe d'une maladie ; mais il arrive ſouvent que l'effort de la nature eſt impuiſſant ; la cauſe du mal fait des progrès ſourds ; durant ces tentatives, le mal s'aggrave inſenſiblement, & lorſqu'il ſe manifeſte par des ſymptômes décidés, il eſt toujours violent, opiniâtre & ſouvent très-funeſte. Au contraire dans un tempérament foible le moindre mal eſt annoncé par des ſymptômes impoſants, qui déterminent à en prévenir les ſuites en accélérant les moyens de le détruire dans le temps le plus favorable. Les malades qui connoiſſent la foibleſſe de leur tempérament s'inquiètent au plus leger indice de maladie ; ceux qui comptent trop ſur leurs forces reſtent dans une trompeuſe ſécurité. Heureux favoris de la nature qui jouiſſez conſtamment du précieux don de la ſanté, penſez à vous maintenir dans la poſſeſſion d'un bien ſi rare ; il n'eſt pas inépuiſable. Le tempérament le plus fort a ſon terme ; le corps le mieux conſtitué eſt ſujet au dépériſſement : défiez-vous de l'Indigeſtion qui en eſt l'effet dans l'âge de retour, & qui peut être la ruine de la meilleure ſanté. Écoutez les avis que l'on donne aux gens de foible complexion, ſi vous voulez conſerver vos forces dans les temps critiques pour l'eſtomac.

EXTRAIT DES REGISTRES de la Société Royale de Médecine.

MESSIEURS GEOFFROY, MAUDUYT, & moi, Commissaires nommés par la Société Royale de Médecine, pour lui rendre compte d'un Mémoire intitulé : *Des Indigestions qui commencent à être plus fréquentes, pour la plûpart des Hommes, à l'âge de quarante ou quarante-cinq ans*, en ayant fait un Rapport avantageux dans la Séance tenue au Louvre le 30 Novembre 1784, la Compagnie a pensé que cet Ouvrage, dont M. Daubenton l'un de ses Membres est Auteur, étoit très-digne de son approbation & d'être imprimé sous son Privilège. En foi de quoi j'ai signé le présent Certificat ; à Paris, le 15 Décembre 1784.

VICQ-D'AZYR, Secrétaire perpétuel.

www.ingramcontent.com/pod-product-compliance
Lightning Source LLC
LaVergne TN
LVHW052018160826
845678LV00003B/1100

* 9 7 8 2 3 2 9 6 5 7 8 7 5 *